Viola Messingschlager

# HOMÖOPATHIE
# EINFACH ANGEWENDET

## bei Mensch und Tier

## inkl. Herstellungsmethode

Viola Messingschlager

# HOMÖOPATHIE
# EINFACH ANGEWENDET

## BEI MENSCH UND TIER

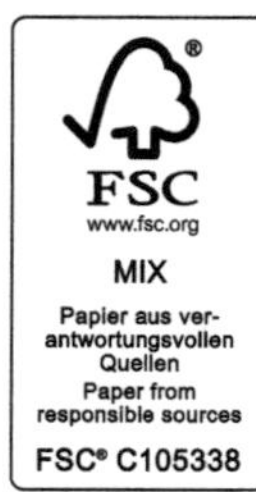



Bibliografische Information der Deutschen Nationalbibliothek:
Die Deutsche Nationalbibliothek verzeichnet diese Publikation
in der Deutschen Nationalbibliografie; detaillierte
bibliografische Daten sind im Internet über http://dnb.dnb.de
abrufbar.

© 2023 Viola Messingschlager

Herstellung und Verlag: BoD – Books on Demand,
Norderstedt

ISBN: 978-3-7568-7926-7

# Inhaltsverzeichnis

# Danksagung

Ich danke meinen Korrekturleseinnen Martina und meiner Mama von ganzem Herzen, dass sie sich (schon wieder) um mein Buch angenommen haben und es gegengelesen haben.

# Einleitung

Nun schreibe ich also mein drittes Buch. Dieses Mal über Homöopathie. Die ersten beiden Bücher waren über Frettchen und Katzenfütterung.

Als Mama mit (mittlerweile Kleinkind) fragen sich wohl einige, wie ich das schaffe. Nun, mein Kind schläft seit seiner Geburt relativ wenig, das heißt, ich mache den Haushalt mit Kind und wenn er wach ist. Außerdem habe ich eine Regel: Es wird nur geschrieben (oder gelernt, denn ich befinde mich im dritten Jahr der Osteopathie-Ausbildung), wenn das Kind schläft, also momentan meistens mittags, selten abends.

Hinweis: Aus Gründen der Lesbarkeit wurde im Text die männliche Form gewählt, nichtsdestoweniger beziehen sich die Angaben auf Angehörige beider Geschlechter.

# 1 Warum ein Buch für alle?

Auf dem Markt findet man viele Bücher über Homöopathie, für Babys, Kinder, Frauen, Katzen, Hunde, Rinder, ja sogar für Pflanzen gibt es Homöopathie-Bücher. Die meisten dieser Bücher gehen aber mehr oder weniger auf ein und denselben Ursprung zurück.

Hahnemann, der Begründer der Homöopathie erforschte seine Arzneimittelbilder am Menschen. Das Wissen ist also immer vom Menschen abgeleitet. Egal ob für das Baby, den Hund oder das Rind: für alle kann das gleiche Mittel verwendet werden, die gleiche Potenz, ja sogar die gleiche Menge. Wenn man die Grundlagen verstanden hat.

In meiner Tierheilpraktiker-Ausbildung wurde uns Homöopathie am Beispiel des Menschen beigebracht. Uns wurde erklärt, dass es Menschen gibt, die gerne im Mittelpunkt stehen wollen und hochgewachsen, hellhäutig, schlank, sensibel und intelligent sind. Eben solche Tiere gibt es auch: groß, schlank, meist mit hellem Fell, sensibel, intelligent wollten gerne im Mittelpunkt stehen. Für ebendiese Menschen oder Tiere mit diesen Eigenschaften könnte sich zum Beispiel Phosphor eignen. So habe ich gelernt, die Beschreibungen für den Menschen auf das Tier zu übertragen und die Tiere dann damit zu behandeln. Schließlich absolvierte ich auch die Ausbildung zur Heilpraktikerin und nahm mein Wissen aus der Tierheilpraxis mit, schließlich war ich es gewohnt, nicht nur mit Arzneimittelbeschreibungen für Tiere, sondern auch mit Arzneimittelbeschreibungen für Menschen zu arbeiten.

Ich persönlich rate zu einfachen Homöopathie-Beschreibungen. Das Internet ist voll mit sehr guten Seiten über die Beschreibung der verschiedenen Einzelmittel.

Repertorien der großen Firmen sind für Heilpraktiker (auch Heilpraktiker in Ausbildung) und teilweise auch für Tierheilpraktiker kostenlos zu erwerben. Liest man dann die Beschreibung, egal ob im Netz oder als gebundene Version, ist man nachher teilweise genau so schlau wie vorher. Man weiß: dieses eine Mittel wirkt irgendwie bei allen Beschwerden. Aus diesem Grund bevorzuge ich einfache Homöopathie-Beschreibungen, die die wesentlichen Merkmale eines Arzneimittels hervorheben, sich aber nicht in Details verirren.

Es gibt derzeit „rund 3000 homöopathische Einzelmittel" [Schw]. In diesem Buch werden „nur" 73 Einzelmittel beschrieben. Dieses Buch ist also keinesfalls vollständig und ersetzt nicht den Gang zu einem erfahrenen Arzt oder Therapeuten.

Mittlerweile dürfen glücklicherweise Einzelmittel für den Menschen wieder bei Haustieren eingesetzt werden. Das heißt konkret, dass man beim Haustier zwischen Einzelmittel für den Menschen und Einzelmitteln für das Tier wählen kann [BuVe].

# 2 Grundlagen

In den folgenden Kapiteln geht es um die Grundlagen der Homöopathie und das Herstellungsverfahren nach Hahnemann. Die Grundlagen sind wichtig, um zu verstehen, wie Homöopathie hergestellt wird und wirkt. Die Wirkung von Homöopathie ist absichtlich kurzgehalten und auf zwei Seiten grob zusammengefasst.

## 2.1 Wie wirkt Homöopathie?

Samuel Hahnemann (1755-1843) war deutscher Arzt, medizinischer Schriftsteller und Übersetzer. Durch eine Erkrankung an Malaria und der Behandlung durch Chinarinde kam Hahnemann zu der Idee, dass Gleiches mit Gleichem zu heilen sein könnte. Es wurde davon ausgegangen, dass Chinarinde aufgrund ihrer magenstärkenden Wirkung zur Heilung von Malaria führte. Hahnemann kannte aber andere Präparate, die ebenfalls den „Magen stärkten", also Bitterstoffe enthielten, Malaria aber nicht heilten.

Im Selbstversuch mit Chinarinde stellte Hahnemann fest, dass die Einnahme von Chinarinde beim Gesunden die gleichen Symptome, welche eigentlich bei Malaria zu erwarten seien, hervorrief. Hahnemann vermutete daher, dass eben diese Fähigkeit, vergleichbare Symptome hervorzurufen, für die Heilwirkung der Chinarinde bei Malaria verantwortlich sei. Diese Idee wurde weiterverfolgt und verfeinert. Er formulierte folgenden Satz:

> „Ähnliches wird durch Ähnliches geheilt"

Die Ausgangssubstanzen wurden am gesunden Menschen geprüft. Eine kleine Dosis des Medikaments wurde dem Menschen über einen bestimmten Zeitraum verabreicht. Diese Menschen dokumentierten alle aufgetretenen Symptome sorgfältig. So entstanden die Arzneimittelbilder zu den jeweiligen Mitteln. Mit der Zeit erkannte Hahnemann, dass geringe Dosierungen wesentlich besser und milder als hohe Dosierungen wirken. Aufgrund dessen entwickelte er das Verfahren der Potenzierung. Bei der Potenzierung werden die Informationen der Ausgangssubstanz auf die gesamte Trägersubstanz übertragen und verstärkt. Ab einer bestimmten Potenz (z.B. D 23) ist in 1 ml kein Molekül der Ausgangssubstanz mehr vorhanden, sondern nur noch die Information.

Hahnemann arbeitete in seiner Anfangszeit mit Potenzen ab C 30, also mit Potenzen 1:100, was so viel bedeutet wie ein Teil Ausgangssubstanz und 100 Teile Trägersubstanz. Später arbeitete er auch mit LM- oder Q-Potenzen (1:50 000), also ein Teil Ausgangssubstanz und 50 000 Teile Trägersubstanz. Die D-Potenzen kannte Hahnemann nicht. Das „D" bedeutet „dezi", also 1:10. Ein Teil Ausgangssubstanz und 10 Teile Trägersubstanz. Diese wurden erst später durch Hahnemanns Nachfolger entwickelt.

# 2.2 Herstellung der Homöopathie

Es gibt verschiedene Verfahren, um homöopathische Mittel herzustellen. Die Methode nach Hahnemann wird hier ausführlich beschrieben. Zusätzlich ergänze ich eine Methode, die ich in meiner Tierheilpraktiker-Ausbildung kennengelernt habe.

## 2.2.1 Verfahren nach Hahnemann

Hahnemann entwickelte mit der Zeit ein bestimmtes Schema, um auch mit sehr giftigen Ausgangsstoffen zu arbeiten. Ich beschreibe im Folgenden diese ursprüngliche Herstellungsmethode nach Hahnemann. Grundsätzlich kann jeder homöopathische Mittel, egal ob als Globuli oder Tropfen, herstellen, solange die Ausgangssubstanz vorhanden ist. Die Frage ist nur, ob sich das lohnt. Denn diese Herstellung dauert lange und ist sehr anstrengend. Das Mittel wirkt am Schluss aber sehr gut. Eine Gabe genügt in der Regel, vorausgesetzt man hat das richtige Mittel gefunden.

Für die Herstellung braucht man:
- Mörser mit komplett angerauter Innenfläche und Pistill mit angerauter Spitze aus Stein oder Keramik
- Keramikspatel
- Fläschchen zum Verschütteln
- Papier (oder Schälchen)
- Ausgangssubstanz
- Milchzucker
- evtl. eine Feinwaage
- gute Laune (das ist kein Witz. Man sollte die Mittel nur herstellen, wenn es einem gut geht.)

**Zubereitung C 1:**

Zutaten:

- 100 Gran Milchzucker (64 mg)
- 1 Gran Arzneisubstanz
- Mörser + Pistill + Keramikspatel

Die 100 Gran Milchzucker werden gedrittelt. Die drei Häufchen kann man auf das Papier geben oder in die Schälchen. 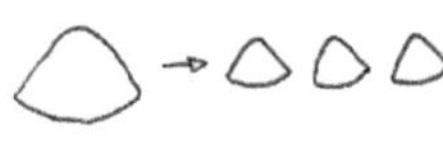

Die Arzneisubstanz sollte in etwa ein Hundertstel (1/100) der Grundsubstanz (Milchzucker) betragen. Möchte man zum Beispiel ein Mittel aus der Gänseblümchenblüte herstellen, nimmt man ein kleines Gänseblümchenköpfchen zu den 100 Gran Milchzucker. Recht viel größer sollte die Arzneisubstanz nicht sein. Wer es ganz genau nehmen will, kann auch 0,64 mg Arzneisubstanz nehmen. Um diese Menge abzumessen, ist eine sehr genaue Feinwaage nötig. Derart genaue Mengen sind aber nicht nötig, um die gewünschte Wirkung zu erzielen.

Dann erfolgt die Zubereitung: Erstes Drittel von 100 Gran Milchzucker mit Arzneisubstanz in den Mörser geben, dann:

6-7 Minuten reiben
3-4 Minuten scharren
6-7 Minuten reiben
3-4 Minuten scharren

Auf der nächsten Seite folgt die ausführlichere Erklärung des Reibens und des Scharrens.

Man reibt kraftvoll von innen nach außen und von außen nach innen, in Kreisen. Die Richtung spielt eine untergeordnete Rolle. Nebenstehende Bilder verdeutlichen den Reibevorgang. Das Pistill wird dazu wie folgt gehalten, um ausreichend Kraft aufzubringen:

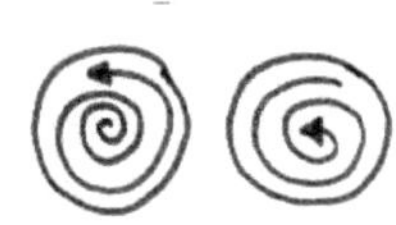

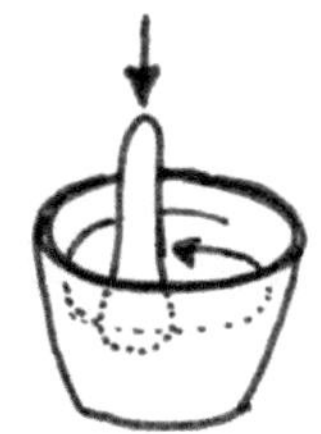

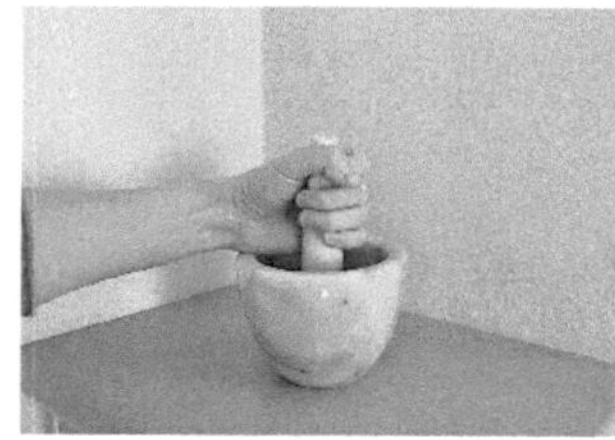

Anschließend scharrt man mit dem Keramikspatel den gesamten Milchzucker mitsamt Arzneisubstanz vom Rand des Mörsers. Das nebenstehende Bild verdeutlicht wieder den Vorgang.

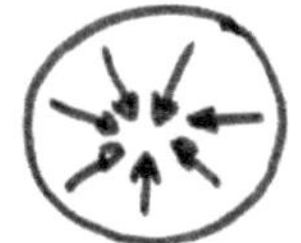

Ich empfehle, ein Seminar zu besuchen, um die richtige Reibe- und Scharrtechnik zu erlernen.

Nach der Verarbeitung des ersten Drittels sind wir noch nicht fertig mit der C 1. Es folgt die Verarbeitung der anderen beiden Drittel. Das zweite Drittel von den 100 Gran Milchzucker wird zu dem ersten Drittel in den Mörser geben, dann wieder:

6-7 Minuten reiben
3-4 Minuten scharren
6-7 Minuten reiben
3-4 Minuten scharren

Zum Schluss wird auch das dritte und letzte Drittel zu den ersten beiden Dritteln in den Mörser gegeben, dann wieder:

6-7 Minuten reiben
3-4 Minuten scharren
6-7 Minuten reiben
3-4 Minuten scharren

Erst jetzt spricht man von einer C 1. Die Herstellung der C 1 nach Hahnemann dauert also 54 bis 60 Minuten. Die C 2 wird ganz ähnlich hergestellt.

## Zubereitung C 2:

Für die Zubereitung einer C 2 wird genommen:
- 100 Gran Milchzucker
- 1 Gran C 1

Die Menge des einen Grans der C 1, also das eben zubereitete, wird wieder abgeschätzt. Es sollte ungefähr 1/100 der Menge des Milchzuckers betragen. Die Zubereitung der C 2 erfolgt dann wie oben, also:

- Milchzucker dritteln
- 1. Drittel mit 1 Gran C 1: 6-7 Minuten verreiben, 3-4 Minuten scharren, 6-7 Minuten reiben, 3-4 Minuten scharren
- 2. Drittel dazu und wieder reiben, scharren, reiben, scharren (so lange wie oben)
- 3. Drittel dazu und wieder reiben, scharren, reiben, scharren (auch so lange wie oben)

Jetzt sprechen wir von einer C 2. Auch die Zubereitung der C 2 dauert 54 bis 60 Minuten. Es geht weiter mit der C 3, deren Zubereitung ebenfalls 54 bis 60 Minuten dauert und analog zur C 1 bzw. C 2 geht.

## Zubereitung C 3:

Auch für die Zubereitung der C 3 wird genommen:
- 100 Gran Milchzucker
- 1 Gran C 2

Die Zubereitung erfolgt wieder wie oben. Für die Zubereitung der weiteren Potenzen bediente sich Hahnemann der „Verschüttelung", welche im Folgenden beschrieben wird.

## Zubereitung ab C 3:

Ab der C 3 wird das Mittel entweder mit Wasser oder Alkohol verschüttelt. Das geht so: 1 Teil C 3 wird in 100 Teilen Trägersubstanz (Wasser/Alkohol) gegeben. Es wird wieder geschätzt, ob es jetzt nur 99 Teile oder sogar 101 Teile sind, macht im Endeffekt keinen Unterschied. Diese Mischung wird dann mindestens zehn Mal auf „einen etwas harten, elastischen Körper" [DeF] mit starken Stoß-Schlägen geschlagen" [DeF]. Hahnemann nutzte dafür ein mit Leder eingebundenes Buch. Ich lege ein Geschirrtuch auf den Tisch und nutze das als Untergrund. Andere Hersteller nutzen die andere Hand, um das Mittel zu verschütteln [DrRe].

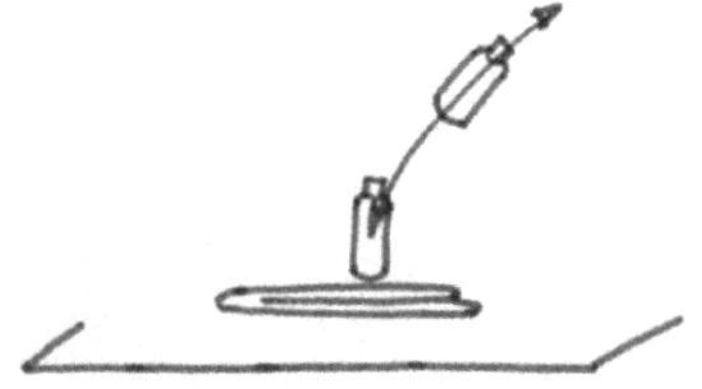

Diese Mischung hat jetzt die Potenz C 4. Um eine C 5 herzustellen, wird wieder ein Teil der C 4 mit 100 Teilen der Trägersubstanz verschüttelt. Man entnimmt also ein wenig Flüssigkeit aus der C 3, gibt wieder 100 Teile Trägersubstanz, also Wasser oder Alkohol dazu und fängt wieder an, sie mindestens zehn Mal auf den „etwas harten, elastischen Körper" [DeF] zu schlagen.

Und so weiter. Am Schluss steht dann die flüssige C 30, C 200 oder C... da. Jetzt wird die Flüssigkeit auf Milchzuckerkügelchen aufgetragen. Diesen Schritt lasse ich allerdings immer aus. Ich verabreiche die Tropfen immer direkt und spare mir den Schritt, die Flüssigkeit auf die Milchzuckerkügelchen aufzutragen. Grundsätzlich bedeutet das Auftragen, dass sich der Wirkstoff nicht im Globulus selbst, sondern auf dessen Oberfläche befindet. Die Milchzuckerkügelchen sollten also nicht zu lange mit bloßen Fingern gehalten werden, da man sonst die Wirksubstanz selbst an den Fingern hat und nicht dort, wo sie eigentlich hingehört.

Zur Behandlung meiner Birkenpollenallergie habe ich nach dieser Herstellungsmethode, homöopathische Tropfen selbst hergestellt. Meine Birkenpollenallergie verschwand tatsächlich. Mittlerweile bin ich völlig beschwerdefrei. Auf dem Hof des Elternhauses meines Freundes stehen drei riesige Birken. Ich kann mich, egal zu welcher Jahreszeit, nach draußen unter diese Birken setzen, ohne Beschwerden. Früher wäre das unvorstellbar gewesen.

# 2.2.2 Herstellung der Homöopathie (vereinfacht)

Die Herstellung bis zur C 3 nach Hahnemann dauert ungefähr drei Stunden. Die Verschüttelung danach ist nicht mehr so zeit- und kraftaufwändig. Trotzdem ist die Herstellung nach Hahnemann ein „Knochenjob". Ich selbst stelle nur dann Tropfen nach Hahnemann her, wenn ich das auch wirklich will und brauche. Ansonsten greife ich auf eine einfachere Methode zurück.

Dazu nehme ich:

- 10 oder 20 ml Ethanol (70 %)
- ein Stück Arzneisubstanz

und lasse das Ganze ein paar Wochen stehen, bis ich das Gefühl habe, die Ausgangssubstanz ist in die Flüssigkeit übergegangen. Mindestens aber zwei Wochen.

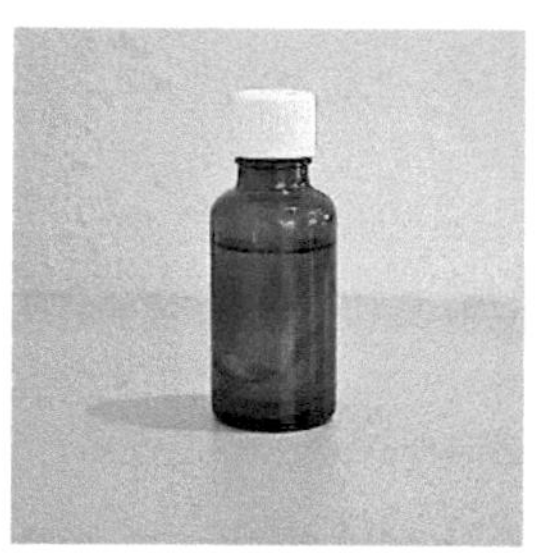

Dann nehme ich einen Teil dieses Auszugs und mische ihn mit 10 oder 100 Teilen (je nach gewünschter Potenz) Trägersubstanz. In diesem Fall entnehme ich ungefähr 0,1 ml der Flüssigkeit mithilfe einer Einwegspritze. Diese 0,1 ml fülle ich in ein anderes Fläschchen. Dazu gebe ich 10 ml Wasser. Das Ganze potenziere ich durch zehnmaliges Klopfen oder „Schlagen", wie es auch bei der Herstellungsmethode nach Hahnemann gemacht wird. Jetzt habe ich eine C 1. Von dieser C 1 nehme ich dann wieder einen Teil und 100 (oder 10) Teile Trägersubstanz und verschüttle wieder zur C 2 usw.

Für mein Kind habe ich so homöopathische Tropfen in der C 30 aus meiner Plazenta hergestellt, die bei Krankheit zum Einsatz kommen können.

## 2.2.3 Andere Herstellungsmethoden

Neben der Herstellungsmethode nach Hahnemann gibt es auch noch andere Herstellungsmethoden. Darunter fällt die Einglas-Methode nach Korsakow, die Verdunstungs-Methode nach Jenichen und maschinelle Verfahren, auf die ich im Rahmen dieses Buches nicht näher eingehen möchte.

Die meisten Apotheken greifen selbstverständlich auf maschinelle Verfahren zurück, um Arzneimittel herzustellen, weil die Herstellungsmethode nach Hahnemann sehr langwierig ist. Auch die anderen Herstellungsmethoden brauchen Zeit und meistens auch den Menschen, welcher die Arzneimittel herstellt.

Es gibt noch ein paar Apotheken, die ihre Mittel nach der Hahnemann-Methode von Hand herstellen. Ich selbst kenne nur eine einzige. Die Globuli dieser Apotheke wirken aber sehr gut.

## 2.3 Welche Potenz, wann und wie oft?

Generell hat sich herausgestellt, dass niedrigere Potenzen mehr auf körperlicher Ebene wirken, höhere mehr auf psychischer Ebene. Es wird auch empfohlen, dass bei akuten Geschehen niedrigere Potenzen gewählt werden sollen, bei chronischen eher höhere. Es gibt allerdings auch genügend Gegenbeispiele, die diese Annahme widerlegen. Letztendlich entscheidet der Behandler selbst nach bestem Wissen und Gewissen, welche Potenz angezeigt ist. Bei den meisten Homöopathen kommen C 30 und C 200 mit gutem Erfolg zum Einsatz. Ich habe in meiner Ausbildung gelernt, dass die Potenz nicht so wichtig ist. Wichtig ist, dass das Mittel stimmt.

Bei deutlicher Verbesserung der Symptome wird die Arzneigabe verringert oder ganz gestoppt. In der Klassischen Homöopathie sind oft nur Einmalgaben notwendig. Bei Änderung der Symptomatik ist eine Anpassung der Arznei nötig. Die Einnahme kann wie folgt aussehen:

- perakute (extrem schnell) Erkrankungen: je nach Arznei niedere, eher mittlere Potenzen alle 10-20-30 Minuten
- akute Erkrankungen: 2-3 x täglich, je nach Arznei niedere, eher mittlere Potenzen
- subakute (zwischen akut und chronisch) Erkrankungen: 1-2 x täglich, mittlere Potenzen
- chronische Erkrankungen: 1-2 x pro Woche, höhere Potenzen

Es gibt heutzutage verschiedene Formen potenzierter Arzneimittel: Dilutionen (Verschüttelungen, Tropfen), Triturationen (Pulver), Tabletten (gepresstes Pulver), Globuli

(Streukügelchen) und Injektionslösungen. Die Ausgangsstoffe sind tierischen, pflanzlichen oder mineralischen Ursprungs. Es kommen auch Nosoden zum Einsatz. Bei den Nosoden werden Körperbestandteile oder auch allergieauslösende Stoffe als Ausgangssubstanz verwendet.

Je nach Herstellungsprozess ist eine unterschiedliche Menge an Globuli angezeigt. Wird auf Handverreibungen und -verschüttelungen zurückgegriffen, wird nur ein Globulus, maximal zwei Globuli pro Gabe verwendet, da sich auf jedem Globulus der Wirkstoff befindet. Bei maschinell hergestellten Mitteln enthält nur ungefähr jeder fünfte Globulus die Information, deswegen wird hier die Einnahme von 5-10 Globuli empfohlen anstatt des einen.

Eine Gabe ist also:
- ein Globulus einer Handherstellung
- 5-10 Globuli einer Maschinenherstellung
- 8-10 Tropfen einer flüssigen Arznei
- 1 Tablette
- 2 ml Injektionslösung

Ansonsten spielt der Einnahmezeitpunkt teilweise eine Rolle. Homöopathika, welche dazu dienen etwas loszuwerden, sollten bei abnehmendem Mond genommen werden. Homöopathika, die zum Aufbau jeglicher Art dienen, sollten bei zunehmendem Mond genommen werden.

# 2.4 Verabreichungsmethoden

Je nach Patienten und Arzneimittelform gibt es unterschiedliche Verabreichungsmethoden. Homöopathie wird am besten über die Schleimhäute aufgenommen und kann oral genommen werden. Wichtig sind immer neutrale Schleimhäute. Ungefähr 15 Minuten vor und nach Einer Gabe sollte nichts außer Wasser getrunken oder gegessen werden.

## 2.4.1 Milchzuckerkügelchen

**Mensch:** Beim Kind oder beim erwachsenen Menschen sollte wird das Milchzuckerkügelchen unter die Zunge gelegt. Babys können Globuli einfach so gegeben werden. Hier reicht es, wenn das Baby das Milchzuckerkügelchen lutscht.

**Tier:** Bei zahmen Tieren (vor allem bei Hunden, Katzen, Frettchen) löse ich gerne die Kügelchen in Wasser auf. Dazu ziehe ich eine Einwegspritze (ohne Kanüle) auseinander. Dann gebe die Kügelchen in die Spritze und ziehe sie mit Wasser auf. Jetzt warte ich, bis sich das Kügelchen aufgelöst hat und spritze es anschließend dem Tier ins Maul. Folgende Bilder verdeutlichen diese Verabreichungsmethode:

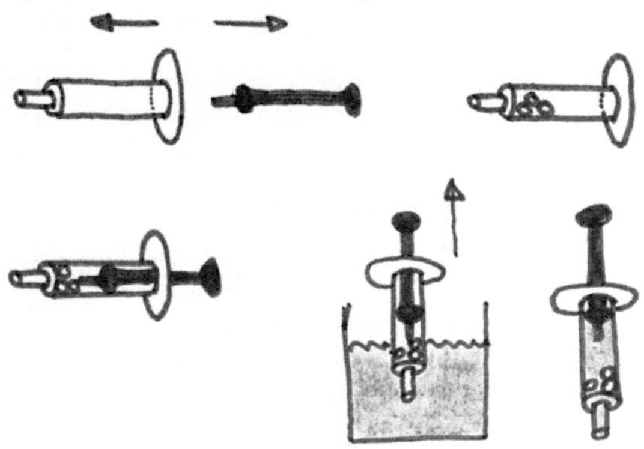

Alternativ kann man den Tieren die Kügelchen auch so ins Maul geben, wenn das toleriert wird. Vor allem bei Pferden, manchmal auch bei Hunden, funktioniert auch diese Verabreichungsmethode.

Für scheue Tiere mache ich ein Sprühfläschchen. So kann ich Fell oder Nasenspiegel des Tieres besprühen. Wenn sich das Tier dann putzt, nimmt es die Homöopathika automatisch auf. Wird der Nasenspiegel besprüht, gelangt das Mittel direkt auf die Schleimhäute, das ist aber nicht bei jedem Tier möglich.

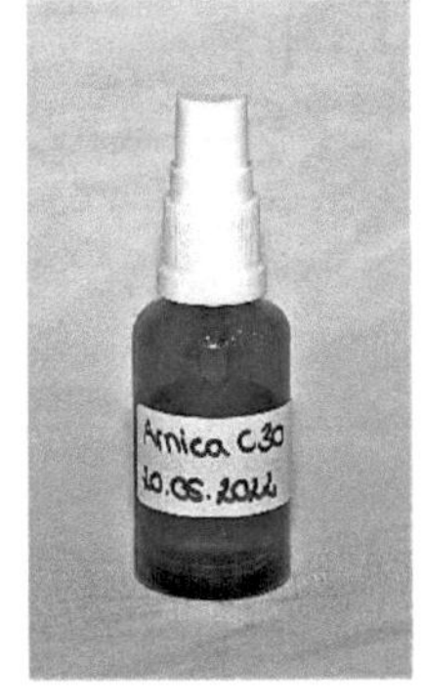

## 2.4.2 Tropfen

Bei Kindern und Tieren sollte auf alkoholfreie Tropfen geachtet werden. Gibt es die Tropfen nicht alkoholfrei, gebe ich ungefähr zehn Tropfen in ein Gefäß und lasse das ein paar Minuten stehen, bis der Alkohol größtenteils verdampft ist. Dann fülle ich das Gefäß mit 20 ml Wasser auf und verschüttle diese Mischung eine Potenz höher, wie in Kapitel 2.4.5 *„Wenn ein Mittel öfter verabreicht werden muss..."* beschrieben.

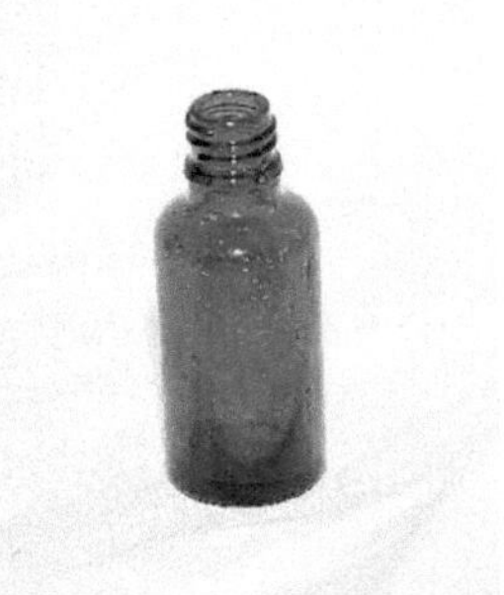

# 2.4.3 Tabletten

**Mensch:** Der Mensch kann die Tabletten genau wie Milchzuckerkügelchen unter der Zunge zergehen lassen oder die Tabletten lutschen.

**Tier:** Je nach Laktose-Empfindlichkeit des Tieres kann die Gabe der Tabletten zu Durchfall führen. Um dies zu umgehen, kann die Tablette in Wasser aufgelöst werden und das Ganze kräftig geschüttelt werden. Anschließend wird gewartet, bis sich der Milchzucker abgesetzt hat. Jetzt kann das sich oben befindliche Wasser dem Tier gegeben werden. Zahmen Tieren kann man mithilfe einer Einwegspritze die Flüssigkeit ins Maul spritzen. Scheue Tiere können mithilfe einer Sprühflasche mit dem Mittel besprüht werden.

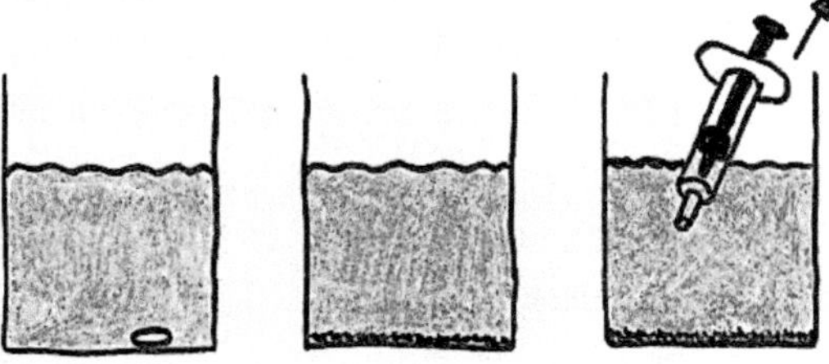

# 2.4.4 Injektionslösungen

Injektionslösungen können, müssen aber nicht gespritzt werden. Die Ampullen können ebenso gut aufgebrochen werden und der Inhalt getrunken oder den Tieren ins Maul gespritzt werden. Diese Methode eignet sich sehr gut bei Menschen mit Angst vor Spritzen oder empfindlichen Tieren.

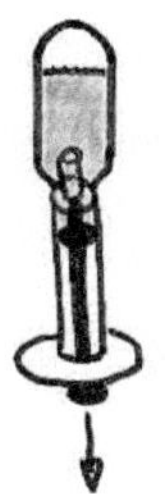

# 2.4.5 Wenn ein Mittel öfter verabreicht werden muss...

... lohnt es ich, Tropfen herzustellen. Ich persönlich liebe diese Methode. Dazu nimmt man ein Fläschchen (wie in Kapitel 2.4.2 „*Tropfen*") und gibt die jeweiligen Mittel in das Fläschchen. Anschließend wird mit Trägersubstanz (Wasser, Apfelessig, Alkohol) aufgefüllt. Jetzt wird das Fläschchen mindestens zehn Mal auf einen hart-elastischen Körper „geschlagen". Nach dem zehnmaligen „Schlagen", wurde die Ausgangssubstanz einmal potenziert.

Um diese Tropfen herzustellen, eignet sich jede Ausgangsform. Egal ob Globuli, Tropfen oder Ampulleninhalt. Auch Tabletten eignen sich. Hier sollte jedoch nur das Wasser verwendet werden. Die Reste vom aufgelösten Milchzucker verstopfen die Tropfflasche.

Ich nehme gerne Pipettenfläschchen, normale Tropfverschlüsse sind aber auch möglich. Es lohnt sich, das Herstellungsdatum zu notieren. Wurde Wasser als Trägersubstanz verwendet, hält sich das Mittel nur ungefähr zwei Wochen lang. Wurde Apfelessig oder Alkohol verwendet, halten sich die Tropfen länger. Eventuelle Verschmutzungen

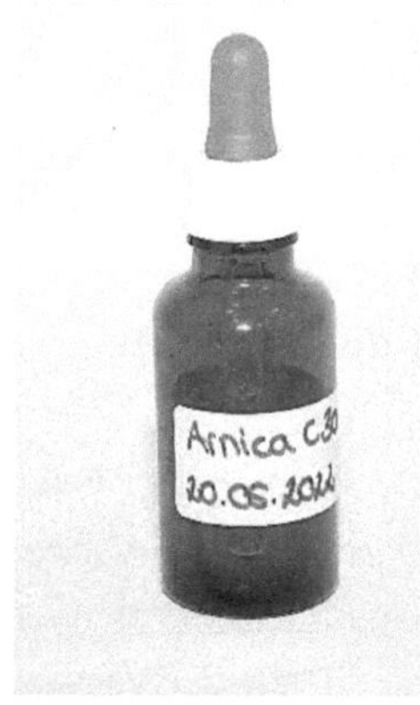


führen dazu, dass das Mittel noch schneller verdirbt, vor allem wenn Wasser als Trägersubstanz verwendet wurde. Es lohnt sich also, auf Sauberkeit zu achten. Bei Kindern und Tieren sollte selbstverständlich nur Wasser oder Apfelessig verwendet werden. Ich persönlich nehme immer gefiltertes Wasser.

Eine Gabe entspricht dann ungefähr einer viertelten Pipette.

## 2.5 Verschiedene Wege, ein Mittel auszuwählen

Grundsätzlich gibt es viele verschiedene Wege, ein Mittel auszuwählen. Die Repertorisation, die Auswahl über Arzneimittelbilder und die Auswahl über eine energetische Methode, die nicht für jeden geeignet ist.

## 2.5.1 Repertorisation

Es gibt Repertorien, also Bücher, in denen Symptome aufgelistet sind und Mittel, die zum Symptom passen könnten.

Hat der Betroffene ein weiteres Symptom, stehen hinter diesem weiteren Symptom wieder einige Mittel, die das Richtige sein könnten. Nach dem Vergleich der verschiedenen Auflistungen, bleibt schließlich im Bestfall nur noch ein Mittel übrig. Die Repertorisation kann mitunter Stunden in Anspruch nehmen. Deswegen gibt es mittlerweile auch Programme, die diese Suche für einen übernehmen. Ein Beispiel:

(Dieses Buch eignet sich keinesfalls für die vollständige Repertorisation, das Beispiel dient lediglich dazu, um zu verdeutlichen, wie Repertorien funktionieren!)

Ein Betroffener leidet an Übelkeit, auf Seite 34 steht folgendes:

| Erbrechen, Übelkeit | Colocynthis, Cuprum, Ipecacuanha, Leptandra, Nux vomica, Rhus tox. |
| --- | --- |

Es kommen also laut der Tabelle auf Seite 34 sechs Mittel infrage. Nach genauerem Nachfragen berichtet der Betroffene, dass er operiert worden sei, die Vollnarkose nicht vertragen habe und deshalb an Übelkeit leide. Nach Operationen kann folgendes verabreicht werden (Seite 36):

| Operationen, danach | Hypericum, Nux vomica, Staphisagria |
| --- | --- |

Vergleicht man die Liste der Mittel, stellt man fest, dass nur Nux vomica beide Symptome beinhaltet. Nux vomica wäre also in diesem Fall nach diesem Buch das zu verabreichende Mittel.

Bei richtigen, ausführlichen Repertorien ist die Liste natürlich noch viel länger. Ich wiederhole nochmal, dass sich dieses Buch NICHT zur vollständigen Repertorisation eignet.

## 2.5.2 Über die Arzneimittelbilder

Der andere Weg, ein Mittel auszuwählen ist über die Arzneimittelbilder, welche in der Materia Medica beschrieben sind. Ein Mittel ruft bestimmte Symptome hervor. Diese Symptome sind in der Materia Medica aufgelistet. Kommt nun jemand mit genau diesen Symptomen, hat man das richtige Mittel gefunden. Dieser Weg setzt enormes Wissen über die Arzneimittelbilder voraus. Ein Beispiel:

Derselbe Betroffene leidet narkosebedingt an Übelkeit. In Kapitel 5.50 *„Nux vomica"* steht, dass Narkosemittel „falsch" im Magen liegen können und daher Übelkeit verursachen können. Nux vomica wäre also das Mittel der Wahl.

## 2.5.3 Austesten

„Ausgetestet" wird in der Regel mithilfe eines Pendels, Tensors oder einer Rute. Viele Bioresonanzgeräte arbeiten sehr erfolgreich mit dieser Methode. Um das geeignete homöopathische Medikament auszupendeln oder auszutesten braucht man aber nicht unbedingt ein Bioresonanzgerät, es geht auch ohne.

Wie das „Auspendeln" oder „Austesten" genau funktioniert, kann in einem Seminar erlernt werden. Ein Buch eignet sich meiner Meinung nach nicht, um diese Methode hinreichend zu erlernen. Aus diesem Grund gehe ich auch nicht näher auf diese Methode ein.

## 2.5.4 Wie dieses Buch angewendet werden kann

Hat man ein Symptom, kann in Kapitel 4 *„Mini-Repertorium"* nach einer ersten Idee, welches das richtige Mittel sein könnte, gesucht werden. Bei unserem Betroffenen würde man dann folgendes finden:

| Erbrechen, Übelkeit | Colocynthis, Cuprum, Ipecacuanha, Leptandra, Nux vomica, Rhus tox. |
|---|---|

Anschließend kann in Kapitel 5 *„Mini-Materia Medica"* nachgelesen werden, bei welchen Beschwerden Colocynthis angewendet werden kann, bei welchen Beschwerden Cuprum, und so weiter.

Nachdem alle in Frage kommenden Mittel ermittelt wurden, kann entschieden werden, welches Mittel am besten auf die vorliegende Situation passt.

# 3 Kontraindikationen

Auch in der Homöopathie gibt es Kontraindikationen. Bei sehr niedrigen Potenzen, also bis zur D 6 und C 3 können homöopathische Medikamente Allergien auslösen, da sich in der Zubereitung immer noch stoffliche Moleküle der Ausgangssubstanz befinden.

Dementsprechend sollten meiner Meinung nach Homöopathika mit giftigen oder bedenklichen Ausgangssubstanzen grundsätzlich erst ab der D 23 / C 4 angewendet werden. Das gilt insbesondere für Babys, Kinder, Schwangere und Stillende.

Ein Grund mehr, warum ich meistens mit der Potenz C 30 arbeite. Die wenigen Ausnahmen, die hier im Buch erwähnt sind, können unbedenklich mit niedrigerer Potenz angewendet werden, sofern keine Allergie gegen die Ausgangsstoffe besteht.

# 4 Mini-Repertorium

Um die Suche nach dem richtigen Mittel in diesem Buch zu erleichtern, habe ich folgendes Mini-Repertorium erstellt. Dieses Mini-Repertorium ist alles andere als vollständig, sondern dient nur als erster Anhaltspunkt.

Es sollten keinesfalls die aufgeführten Mittel der Reihe nach oder ohne genauer nachzulesen gegeben werden. Die folgende Tabelle dient als erste Idee, welches Mittel das Mittel der Wahl sein könnte. Das Lesen der Beschreibung des Mittels ist unabdingbar vor der Verabreichung.

| Symptom | Idee |
| --- | --- |
| Abszess | Hepar sulfuris, Myristica, Sulfur |
| Allergie | Histaminum, Ipecacuanha, Rhus tox., Sabadilla |
| Angst | Aconitum |
| Arthrose | Rhus tox., Ruta |
| Augenerkrankungen | Euphrasia |
| Ausschlag | Causticum, Hepar sulfuris |
| Bauchkrämpfe, Kolik | Arsenicum album, Carbo veg., Chamomilla, China, Colocynthis, Cuprum, Magnesium phos., Nux vomica |
| Bauchspeicheldrüsen-erkrankungen | Leptandra, Phosphorus |
| Bindehautentzündung | Apis, Euphrasia, Hepar sulfuris |
| Blähungen | Aloe, Arnica, Carbo veg., China, Lycopodium, Nux vomica, Okoubaka, Sulfur |
| Blasenentzündung | Berberis, Cantharis |

| Blockade | Arnica |
|---|---|
| Blutungen | Phosphorus |
| Blutvergiftung | Lachesis, Pyrogenium |
| Brustdrüsen-entzündung, Mastitis | Phytolacca |
| Durchfall | Aloe, Arnica, Arsenicum album, Calc. carb., Calc. phos., Carbo veg., Chamomilla, China, Cuprum, Gelsemium, Ipecacuanha, Mercurius, Nux vomica, Okoubaka, Phosphorus, Podophyllum, Pyrogenium, Sulfur, Veratrum alb. |
| Eiter | Hepar sulfuris, Myristica, Phosphorus, Silicea |
| Ekzeme | Calendula, Rhus tox., Silicea, Urtica urens |
| Entgiftung | Okoubaka |
| Epilepsie | Cuprum, Lachesis |
| Erbrechen, Übelkeit | Colocynthis, Cuprum, Ipecacuanha, Leptandra, Nux vomica, Rhus tox. |
| Erkältung | Okoubaka |
| Erschöpfung | Lycopodium |
| Fersensporn | Hekla lava |
| Fieber | Belladonna, Ferrum phos. |
| Finger- und Zehengelenke | Ruta |
| Fruchtbarkeits-störungen | Pulsatilla, Sepia |

| Gallenblasen-erkrankungen | Chelidonium |
|---|---|
| Gebärmutter-erkrankung | Aloe, Bellis perennis, Caulophyllum |
| Geburt | Caulophyllum, Cimicifuga, Pulsatilla |
| Gelbsucht | Lachesis |
| Gelenkbeschwerden | Ledum |
| Gicht | Colchicum, Ruta, Symphytum |
| Grippe | Bryonia, Dulcamara, Gelsemium |
| Haarausfall | Phosphorus, Silicea |
| Halsentzündung | Belladonna |
| Harnröhrengries | Sabal |
| Hautprobleme | Silicea, Sulfur, Thuja, Urtica urens |
| Herzerkrankungen | Crataegus, Strophanthus |
| Hitzschlag | Aconitum, Belladonna, Lachesis |
| Husten | Arnica, Calc. phos., Causticum, Drosera, Dulcamara, Ipecacuanha, Spongia, Tartarus stib. |
| Knacken, Krachen der Gelenke | Rhus tox. |
| Knochenbruch | Symphytum |
| Kopfschmerzen | Aurum metallicum, Cimicifuga, China, Colocynthis, Passiflora, Rhus tox. |
| Kreislauf | Camphora, Carbo veg., Veratrum alb. |
| Lähmungen | Opium |
| Lebererkrankung | Berberis, Lycopodium |

| Menstruations-beschwerden | Aurum metallicum, Caulophyllum, Cimicifuga |
|---|---|
| Milchregulation | Phytolacca |
| Milchunverträglichkeit | Calc. phos. |
| Mittelohrentzündung | Myristica |
| Mundgeruch | Mercurius |
| Muskelkater | Gelsemium |
| Nase verstopft | Luffa operculata, Sabadilla, Sulfur |
| Nasennebenhöhlen-erkrankung | Euphorbium |
| Nervenentzündung | Colocynthis, Hypericum |
| Nervenlähmung | Arnica, Hypericum |
| Nervenmittel | Hypericum, Nux vomica |
| Nervenschmerzen | Colocynthis, Hypericum, Nux vomica, Rhus tox. |
| Nesselsucht | Urtica urens |
| Neurodermitis | Bellis perennis, Silicea, Sulfur |
| Nierenentzündung | Hepar sulfuris, Lachesis, Phosphorus |
| Nierenerkrankung | Berberis |
| Ohrspeicheldrüsen-entzündung | Bryonia |
| Operationen, danach | Hypericum, Nux vomica, Staphisagria |
| Prellungen | Arnica, Bellis perennis |
| Quetschung | Arnica, Hypericum |
| Rachen- / Kehlkopfentzündung | Drosera |
| Reiseübelkeit | Cocculus |
| Schlafstörung | Passiflora |

| Schleimhäute entzündet | Mercurius |
|---|---|
| Schmerzen aller Art | Rhus tox. |
| Schmerzen im Oberbauch | Leptandra |
| Schnupfen | Apis, Drosera, Kalium bichr. |
| Schock | Aconitum |
| Schwangerschafts- übelkeit | Colchicum |
| Schwindel | Causticum, China, Nux vomica, Rhus tox. |
| Sonnenbrand | Belladonna, Cantharis |
| Tierbiss, Zeckenbiss | Ledum |
| Trauer | Natrium muriaticum, Ignatia |
| Verbrennungen | Cantharis |
| Verletzung | Arnica |
| Verletzung, Stichverletzung | Ledum, Staphisagria |
| Verspannungen | Gelsemium, Magnesium phos. |
| Verstopfung | Hepar sulfuris, Lachesis, Opium, Phosphorus, Sulfur |
| Viruserkrankungen | Lachesis |
| Wachstumsschmerzen | Calc. phos., Rhus tox. |
| Warzen | Calc. carb., Causticum, Thuja |
| Wasseransammlung | Apis |
| Wechseljahres- beschwerden | Cimicifuga, Pulsatilla |
| Wehenmittel | Caulophyllum, Pulsatilla |
| Wunden | Calendula |

# 5 Mini-Materia Medica

Jetzt folgen die Arzneimittelbilder. Auch diese Beschreibungen sind keinesfalls vollständig, sondern beschränken sich nur auf die wesentlichen Merkmale eines Mittels. Fett gedruckte Homöopathika verwende ich in der Praxis häufiger.

Der Einfachheit halber schreibe ich im Folgenden von „Betroffenen". Egal ob der „Betroffene" ein Erwachsener, ein Kind, ein Baby oder ein Tier ist, die Beschreibung des Mittels bleibt dieselbe.

## 5.1 **Aconitum**

Aconitum, der blaue Eisenhut, ist ein Mittel für den Krankheitsbeginn. Immer, wenn das Gefühl aufkommt, der Betroffene könnte krank werden, kann Aconitum gegeben werden. Auch wenn die Erkrankung gerade begonnen hat, kann Aconitum bereits Linderung verschaffen. Die Krankheit verläuft dann weniger schwer oder bricht gar nicht erst aus.

Auch bei Angst und Schockzuständen kann Aconitum Linderung verschaffen. Immer bei plötzlichen Ereignissen, die mit Angst begleitet sind, kann Aconitum gegeben werden. Prophylaktisch kann Aconitum beim Arzt- oder Tierarztbesuch, bei Umzügen oder auch Vergesellschaftungen verabreicht werden, um die Angst zu mindern und die Umgewöhnung schneller zu bewerkstelligen.

Bei trockener, heißer Haut und starker nervöser Unruhe ist ebenfalls Aconitum induziert.

## 5.2 Aloe

Das homöopathische Mittel Aloe wird aus der Pflanze Aloe vera hergestellt und wird bei ähnlichen Symptomen wie die Pflanze eingesetzt. Bei beginnendem, stinkendem Durchfall mit gelbem, gallertig-schleimigen Stuhl und Blähungen ist Aloe angezeigt.

Jede körperliche Betätigung ist dem Betroffenen zuwider. Der Betroffene neigt zu geistiger Erschöpfung. Im Rinderbereich wird Aloe auch bei Winterhusten und Gebärmuttervorfall eingesetzt.

## 5.3 **Apis mellifica**

Apis mellifica, die Honigbiene, ist ein häufig angewendetes homöopathisches Mittel. Es wird vor allem bei Wasseransammlungen angewendet. Mit Wasser gefüllte Schwellungen, also Ödeme, aber auch Insektenstiche, können mit Apis behandelt werden.

Bindehautentzündungen, Schnupfen, nässende Ausschläge, aber auch Tränenfluss können durch das Mittel gelindert werden. Bei Halsschmerzen und leicht roten und geschwollenen Rachenschleimhäuten oder bei Allergien mit geschwollener, hellroter, heißer, berührungsempfindlicher Haut, ist Apis angezeigt. Die Symptome bessern sich im Freien und durch Kühlung.

## 5.4 **Arnica**

Arnica wird oft als Heilmittel bei allen möglichen Wunden und Verletzungen empfohlen. Es könnte der Eindruck erweckt werden, dass Arnika eine Art Allheilmittel bei allen Verletzungen ist. Dem ist aber nicht so. Arnika ist längst nicht bei allen Verletzungen das richtige Mittel, dafür kann Arnika auch bei anderen Beschwerden wie beispielsweise Husten Linderung verschaffen.

Arnika wird als das „Schmerzmittel der Homöopathie" bezeichnet. Aus dieser Bezeichnung geht meiner Meinung nach der Ruf als „Allheilmittel bei Verletzungen" hervor. Arnika wird bei Traumen wie Verletzungen, Prellungen und Quetschungen verwendet. In der Phytotherapie sollte die Haut unverletzt sein, wenn Arnika zum Einsatz kommt. Das gilt zum Teil auch in der Homöopathie. Die Haut sollte unverletzt sein, wenn Arnika das richtige Mittel sein soll.

Bei Husten, welcher sich kruppähnlich äußert, kann Arnika angewendet werden. Bei Nervenlähmungen und Blockaden kann das Mittel Linderung verschaffen. Außerdem kann Arnika bei Darmblutungen, Aufblähung und Durchfall angewendet werden.

Ist der Betroffene zusätzlich zu den genannten Symptomen auch noch überfordert, ist das Mittel besonders indiziert.

## 5.5 Arsenicum album

Arsenicum album ist ein Mittel zur Stärkung und Kräftigung. Wenn der Kreislauf zu schwach ist und der Betroffene das Gefühl hat, dem Tode nah zu sein, kann dieses Mittel nicht schaden. Eigentlich ein Mittel für mich. Ich bin nicht sehr oft krank. Wenn ich aber doch mal krank bin, liege ich einen Tag absolut flach und kann nichts mehr. Ich erwecke dann tatsächlich den Anschein, dem Tode nah zu sein. Am nächsten Tag kann ich dann schon wieder aufstehen und meinen Tätigkeiten nachgehen. Am dritten Tag bin ich meist wieder gesund, obwohl ich zwei Tage zuvor ausgesehen habe, als würde ich die Krankheit nicht überleben.

Arsenicum album kann auch bei „leichteren" Beschwerden wie beginnendem, wässrigem Durchfall nach dem Essen, begleitet mit Bauchkrämpfen, verwendet werden. Der Betroffene hat großen Durst, trinkt aber wenig auf einmal. Außerdem möchte der Betroffene nicht allein sein. Die Symptome bessern sich durch Wärme.

In der Literatur wird die Anwendung von Arsenicum album bei Schwermetallvergiftungen beschrieben. Ich selbst distanziere mich aber von der Meinung, eine Schwermetallvergiftung könne (nur) mit Homöopathie behandelt werden. Gegen eine begleitende Behandlung spricht natürlich nichts.

## 5.6 Aurum metallicum

Aurum metallicum wird bei prämenstruellem Syndrom angewendet, aber auch dann, wenn es der Betroffenen während der Menstruation besonders schlecht geht.

Innerliche Unruhe und Kopfschmerzen, vor allem nachts, können Indizien für Aurum metallicum sein. Die Gedanken kreisen um Versagensängste in einer konkreten Situation.

Die Betroffenen fühlen sich schuldig, eine Aufgabe nicht geschafft zu haben und machen sich oft selbst Vorwürfe. Sie fühlen sich abwechselnd wütend und mutlos, sind verzweifelt, enttäuscht und fühlen sich wertlos. Bewegung bessert.

## 5.7 **Belladonna**

Belladonna, die Tollkirsche, ist ein typisches Fiebermittel in der Homöopathie. Und das zu Recht: Belladonna wird vor allem bei roten, akuten, plötzlichen Situationen angewendet. Dazu zählt neben Fieber auch die Anwendung beim Hitzschlag, Sonnenbrand und bei Halsentzündungen mit roten, geschwollenen Mandeln und pochenden Schmerzen. Bei roten, heißen und plötzlich auftretenden Hauterscheinungen kann Belladonna ebenfalls indiziert sein.

Ein Mittel, das ich bei meinem Kind anwende, wenn, wie in der Literatur beschrieben, „heißer Dampf dem Bett entströmt". Das Gemüt des Betroffenen ist rasend, tobend, beißend, schreiend. Auch bei Verstopfung und Steinkoliken wird Belladonna angewendet. Die Symptome sind eher rechtsbetont. Das heißt, viele Symptome sind nur auf der rechten Körperhälfte zu sehen.

Bei Schmerzen durch Zähneknirschen könnte ebenfalls Belladonna das Mittel der Wahl sein.

## 5.8 Bellis perennis

Bellis perennis, das Gänseblümchen, hat in der Homöopathie den Beinamen „Arnika der Gebärmutter" bekommen, wurde uns auf einer meiner Homöopathie-Fortbildungen erklärt. Das bedeutet, dass es grundsätzlich bei vielen Gebärmuttererkrankungen angewendet wird.

Doch das Gänseblümchen findet auch andere Anwendungsformen. Es kann bei Prellungen und Hauterscheinungen Abhilfe schaffen. Vor allem für zarte Menschen und Kinder ist Bellis perennis gut geeignet. Das Gänseblümchen kann auch bei Neurodermitis gegeben werden.

## 5.9 Berberis

Berberis ist ein Mittel, welches ich sehr gerne und oft bei Blasenentzündungen einsetze. Auch bei Niereninsuffizienz oder Leberbeschwerden kann dieses Mittel verabreicht werden.

# 5.10 Bryonia

Bryonia, die weiße Zaunrübe, wird bei entzündeten serösen Häuten angewendet. Als seröse Häute werden Häute bezeichnet, die Flüssigkeit absondern. Es handelt sich also um verschiedene Schleimhäute. Vor allem aber wird Bryonia als Grippemittel verwendet, vor allem wenn die Grippe von Gliederschmerzen begleitet ist. Ein typisches Einsatzgebiet ist die Ohrspeicheldrüsenentzündung, vor allem wenn sich die Symptome durch Ruhe bessern und bei Bewegung verschlimmern.

# 5.11 Calcium carbonicum

Calcium carbonicum, das Weiße der Austernschale, ist bei eher schweren, massigen und etwas langsameren Menschen (oder Tieren) angezeigt. Der Betroffene ist eher von breiterer Statur und erscheint etwas dicker.

Hat der Betroffene Durchfall, der einer bayerischen Creme gleicht, kann Calcium carbonicum Abhilfe schaffen. Eine bayerische Creme ist hellgelb und cremeartig. Bei kleinen, flachen Warzen ist Calcium carbonicum das richtige Mittel. Zudem verbessert das Mittel die Kalziumaufnahme und kann somit bei Rachitis unterstützend gegeben werden.

# 5.12 Calcium phosphoricum

Calcium phosphoricum wirkt ähnlich wie Calcium carbonicum, ist aber nicht bei schweren und massigen Menschen indiziert, sondern eher bei mageren und schreckhaften Menschen. Calcium phosphoricum wirkt sich auch positiv auf Knochen und Muskeln aus.

Bei Durchfall und stinkenden Gasabgängen kann Calcium phosphoricum gegeben werden. Auch bei erstickendem Husten und schwerer Atmung, sowie bei Wachstumsschmerzen und Milchunverträglichkeit kann das Mittel verwendet werden.

## 5.13 Camphora

Camphora, also Kampfer, (als Pflanze) darf bei Kindern und beim Tier aufgrund des hohen Gehalts an ätherischen Ölen nur in homöopathischer Form verabreicht werden. Camphora wird als Kreislaufmittel verwendet, wenn sich der Blutdruck immer wieder verringert und wieder normalisiert. Camphora kann auch bei Kreislaufkollaps eingesetzt werden. Hier allerdings nur unterstützend.

Es darf nur als Einzelmittel eingesetzt werden. Andere homöopathische Mittel verlieren ihre Wirksamkeit, wenn Camphora eingesetzt wird. Camphora ist ein Antidot für alle anderen Homöopathika.

## 5.14 Calendula

Die Calendula, die Ringelblume, wird in der Phytotherapie gerne bei Wundheilungsstörungen verwendet. Auch in der Homöopathie wird Calendula bei schlecht heilenden Wunden, aber auch bei wildem, stinkendem Fleisch angewendet.

## 5.15 Cantharis

Cantharis wird aus der Spanischen Fliege hergestellt. In der Homöopathie wird Cantharis bei brennenden Schmerzen angewendet. Brennschmerz kann viele Ursachen haben. Blasenentzündung, Verbrennungen und Sonnenbrand verursachen brennende Schmerzen. Bei genau diesen

Brennschmerzen ist Cantharis indiziert. Hat der Betroffene zusätzlich einen empfindlichen Bauch, spricht dieses Symptom ebenfalls für das Mittel Cantharis.

## 5.16 Carbo vegetabilis

Carbo vegetabilis, welches aus Holzkohle gewonnen wird, ist ein Kreislaufmittel. Auch bei Durchfall, Blähungskolik und Haarausfall kann Carbo vegetabilis angewendet werden. Der Betroffene ist kühl, die Haut ist trocken.

In der Literatur findet man auch Angaben zur Anwendung von Carbo vegetabilis bei Vergiftungen. Trotz dieser Angabe bin ich der Meinung, dass man bei einer Vergiftung zu anderen Mitteln als zur Homöopathie greifen sollte.

## 5.17 Caulophyllum

Caulophyllum ist ein Wehenmittel, welches auch zum Einleiten der Wehen verwendet werden kann. Natürlich wird dadurch der Geburtsvorgang oder gar ein Abgang nicht ausgelöst. Es verhilft nur dem Körper zum Geburtsstart, sollte der Körper schon so weit sein. Sollte der Körper noch nicht so weit sein, passiert nichts.

Ich erinnere mich, dass ich während meiner Geburtsvorbereitung auch dieses Mittel parat halten wollte, denn auch bei stockender Geburt oder dann, wenn man das Gefühl hat, die Geburt könnte etwas schneller voran gehen, ist dieses Mittel angezeigt. Es kam jedoch nicht so weit. Ich brauchte das Mittel nicht, aber 1,5 Jahre später rettete dieses Mittel einer meiner Hennen das Leben. Sie litt an Legenot mit Pinguinstellung, eigentlich ein Todesurteil.

Bei starken Regelschmerzen und bei Gebärmuttervorfall kann dieses Mittel ebenfalls eingesetzt werden.

## 5.18 Causticum

Das homöopathische Mittel Causticum wird vor allem bei chronischen Leiden eingesetzt. Es findet Anwendung bei verhornten Warzen, aber auch bei Gelenkdeformationen, Ausschläge an Kopf und Ohr, Schwindel, Furcht in der Dämmerung, bei verstärktem Wasserlassen und als Hustenmittel. Der Betroffene kann sich nur sehr schwer gegenüber seinen Mitmenschen (Artgenossen) abgrenzen, er opfert sich für andere auf. Das Pflichtgefühl ist zu groß.

Causticum wird in der naturheilkundlichen Tumortherapie eingesetzt. Auch wenn ich nicht wagen würde zu behaupten, Krebs heilen zu können, kann der Einsatz von Causticum bei bösartigen Erkrankungen zumindest keinen Schaden anrichten.

## 5.19 Cimicifuga

Cimicifuga ist ein großes Mittel bei Wechseljahres-beschwerden, kann aber auch bei Regelschmerzen und Krämpfen im Unterbauch mit begleitendenden Kopfschmerzen angewendet werden. Cimicifuga, die Frauenwurzel kann auch zur Erleichterung der Geburt angewendet werden. Ein typisches Frauenmittel.

## 5.20 Chamomilla

Chamomilla wird aus der Kamille hergestellt und wirkt auch wie die Pflanze. Chamomilla wird demnach bei schleimigem, wässrig-grünem und stinkendem Durchfall eingesetzt, aber auch bei Koliken. Chamomilla wirkt rasch, aber nur kurz. Der Betroffene ist leicht aufbrausend und lässt sich nur schwer beruhigen. Der Ärger schlägt sich auf den Magen.

## 5.21 Chelidonium

Krampfartige, stechende oder dumpfe Schmerzen, die in den Rücken oder den rechten Schulterblattwinkel ausstrahlen, sprechen für Chelidonium. Chelidonium ist außerdem ein Gallemittel.

## 5.22 China

China ist angezeigt bei Schwäche und bei Wasserverlusten. Der Betroffene magert ab trotz großem Appetit. Es findet sich ein bitterer Geschmack auf der Zunge. Bei Blähungskoliken nach dem Essen oder gelblichem Durchfall ist China angezeigt. Der Betroffene bekommt Kopfschmerzen bei Nervosität, oft begleitet mit Schwindel.

Dieses Mittel antidotiert andere Mittel. Es sollte also möglichst separat eingenommen werden.

## 5.23 Cocculus

Cocculus ist ein Mittel, welches ich immer im Haus habe, aber trotzdem nur relativ selten verwende. Cocculus hilft nämlich bei Reiseübelkeit. Keines meiner Familienmitglieder leidet zwar unter Reiseübelkeit, allerdings habe ich lieber ein Röhrchen mit Kügelchen im Haus, als im Zweifelsfall ohne Medikamente da zu stehen, da ich als Kind häufig unter Reiseübelkeit litt.

## 5.24 Colchicum

Colchicum ist ein typisches Gichtmittel und wird bei harnsauren Ablagerungen angewendet. Außerdem kann der Geruch nach Essen bei den Betroffenen Übelkeit und

Missempfinden hervorrufen. Ohnmachtsanfälle nur ausgelöst durch den Geruch können auftreten.

Dieses Mittel findet auch bei Schwangerschaftsübelkeit Anwendung. Vor allem, wenn die Betreffenden bei dem Geruch von Essen Übelkeit empfinden oder sich übergeben müssen.

## 5.25 Colocynthis

Colocynthis ist ein Mittel, welches oft im Pferde- und Rinderbereich eingesetzt wird. Colocynthis ist bei stechenden, schießenden Schmerzen indiziert. Bei Kolik, aufgetriebenem Leib und häufigen Gasabgängen kann es Linderung verschaffen. Der Betroffene ist gereizt, ärgerlich, ungeduldig, wütend und zornig. All diese Symptome erinnern an eine Kolik, welche bei Rindern oder Pferden relativ häufig auftritt. Selbstverständlich kann aber dieses Mittel auch beim Menschen mit Kolik angewendet werden.

Bestehen beim Betroffenen zusätzlich halbseitige, stechende Kopfschmerzen, eventuell mit Übelkeit und Erbrechen, ist meist Colocynthis das richtige Mittel. Colocynthis kann auch bei Nervenentzündungen angewendet werden.

## 5.26 Crataegus

Crataegus, der Weißdorn, ist in der Phytotherapie ein Herzmittel. Genau so kann es auch in der Homöopathie verwendet werden.

Hier weiche ich von meinen Standardempfehlungen ab. Crataegus sollte in möglichst niedriger Potenz (D2, D4, D6) und möglichst oft gegeben werden. Niedrige Potenzen werden meist schneller „verbraucht" und müssen dann nochmal gegeben werden, um zu wirken.

## 5.27 Cuprum

Cuprum ist ebenfalls ein Mittel, welches bei ähnlichen Zuständen wie Colocynthis verwendet werden kann. Cuprum wird bei Bauchkrämpfen und Kolik eingesetzt, aber auch bei starker Übelkeit und grünlichem Durchfall. Ein weiteres Einsatzgebiet von Cuprum ist die Epilepsie.

## 5.28 **Drosera**

Drosera ist ein häufig eingesetztes Mittel bei krampfartigem, trockenem Husten. Drosera kann bei Entzündungen der oberen Luftwege, also Schnupfen, Rachen- oder Kehlkopfentzündungen verwendet werden.

## 5.29 Dulcamara

Dulcamara wird immer dann angewendet, wenn die Erkrankung aus „Nässe und Kälte" resultiert. Dieses Mittel wird oft in den Übergangszeiten wie Frühjahr und Herbst eingesetzt. Vor allem bei Erkältungen und Husten findet dieses Mittel Anwendung. Bei Pferden und Rindern kann eine Kolik durch Kälte und Nässe ausgelöst werden. Dann ist dieses Mittel ebenfalls angezeigt.

## 5.30 **Euphrasia**

Die einzigen Indikationen, bei der ich Euphrasia, den Augentrost, verwende, sind Augenprobleme. Egal, ob es sich um Bindehautentzündungen oder chronische Augenleiden handelt, Euphrasia kann Abhilfe schaffen.

Allerdings sind auch die Mittel in der Naturheilkunde begrenzt, sollten anatomische Veränderungen wie Augenlidveränderungen vorliegen. Ist das Augenlied nach innen gekehrt, reizen die Wimpern ständig die Augenhornhaut. Entzündungen und tränende Augen sind dann die logische Folge. In diesem Fall hilft nur eine Operation in einer Augenklinik. Wenn der ständige Reiz auf die Hornhaut nicht entfernt wird, wird es immer wieder zu Entzündungen und geschwollenen und geröteten Augen kommen. Hier muss zuerst abgeklärt werden, ob die Augenhornhaut permanent gereizt wird, oder ob es sich „nur" um eine Augenentzündung oder dergleichen handelt.

## 5.31 Euphorbium

Euphorbium wird aus Wolfsmilchgewächsen hergestellt. Ein sehr hübsches Kraut, welches ich bis vor kurzem weder beachtet noch gekannt hatte. Wolfsmilchgewächse gelten in der Phytotherapie als giftig. Euphorbium wird deshalb nur homöopathisch verwendet. Eine typische Anwendung findet sich bei Nasennebenhöhlenentzündungen. Zusätzlich kann bei der Erkrankung Hepar sulfuris gegeben werden.

## 5.32 Ferrum phosphoricum

Ferrum phosphoricum ist ein Mittel, welches ich bei meinem Kind gerne anwende, wenn es Fieber hat. Es wird bei langsam beginnendem Fieber und bei Schwitzen durch Fieber angewendet. Es wird auch zur Anregung der Blutbildung verwendet.

## 5.33 Gelsemium

Gelsemium ist ein Mittel, welches hauptsächlich auf den Muskel wirkt. Bei Muskelzittern und Verspannungen ist es deshalb besonders indiziert. Auch als Folge von Stress und Aufregung oder bei Grippe im zweiten Stadium, wenn

Muskelerscheinungen zu den typischen Grippesymptomen hinzukommen, kann es angewendet werden. Bei Ängsten, Durchfall bei Aufregung, sowie Abgeschlagenheit bei Sommerhitze und bei Magnesium-Mangel kann Gelsemium Abhilfe schaffen.

Ich persönlich rate bei Nährstoffmangel, zu denen der Magnesium-Mangel zählt, auch immer zu stofflichen Mitteln, also Magnesium in Kapseln. Hier sollte in jedem Fall auf hochwertige Qualität geachtet werden. Die Bioverfügbarkeit der Vitamin- oder Mineralstofftabletten aus dem Supermarkt lassen sehr zu wünschen übrig.

## 5.34 Hekla lava

Hekla lava, Lava vom Vulkan „Hekla", wird vor allem beim Fersensporn angewendet. Ich kenne tatsächlich keinen Fall, bei dem Hekla lava nicht geholfen hätte. Ich empfehle beim Fersensporn niedrige Potenzen, mindestens dreimal am Tag.

Grundsätzlich wirkt Hekla lava vor allem auf Knochenauswüchse.

## 5.35 **Hepar sulfuris**

Hepar sulfuris gilt als „homöopathisches Penicillin", es kann also bei eitrigem Bakterienbefall angewendet werden und bei Eiterungen generell. Der Eiter riecht normalerweise nach altem Käse, die Erkrankung ist sehr schmerzhaft. Manchmal leidet der Betroffene auch unter Hautausschlägen oder Binde- und Hornhautentzündung. Grundsätzlich kann Hepar sulfuris angewendet werden, wenn sich die Symptome bei Kälte verschlimmern. Die Betroffenen zu Verstopfung. Bei Nierenentzündung kann Hepar sulfuris auch das Mittel der Wahl sein.

## 5.36 Histaminum

Histamin ist der Botenstoff, der bei einer allergischen Reaktion ausgeschüttet wird. Histaminum ist das homöopathisch potenzierte Histamin. Es kann also bei Allergien angewendet werden.

## 5.37 Hypericum

Hypericum, das Johanniskraut, kann in der Homöopathie genau wie in der Phytotherapie verwendet werden. Der phototoxische Effekt von Johanniskraut fällt in homöopathischer Form weg. Phototoxizität bedeutet, dass die Haut des Tieres oder des Menschen sensibler gegenüber Sonnenlicht wird. Vor allem Tiere und Menschen mit heller Haut / hellem Fell werden empfindlicher.

Hypericum wird als Nervenmittel verwendet. Es wird auch als „Arnika der Nerven" bezeichnet, weil es bei vielerlei Nervenerkrankungen hilft. So kann Hypericum bei Nervenentzündungen, Quetschungen und bei Schmerzen nach Operationen verwendet werden. Oft bestehen großer Durst und wenig Appetit.

## 5.38 Ignatia

Ignatia wird als Trauermittel verwendet. Vor allem bei „lauter" Trauer, Depression, Einsamkeit und großem Kummer kann Ignatia helfen. Wenn sich der Betroffene verzweifelt oder verärgert zeigt, kann dieses Mittel angewendet werden. Auch bei Wut, Kummer und Enttäuschung ist Ignatia indiziert.

# 5.39 Ipecacuanha

Ipecacuanha ist ein Hustenmittel. Es wird vor allem bei Krampfhusten eingesetzt, aber auch bei viel Speichelfluss, Übelkeit und Erbrechen und wenn der Durchfall grünlich, schaumig, blutig ist. Bei Bluthusten oder bei Allergie, wenn der Betroffene nachts schlecht Luft bekommt, kann Ipecacuanha helfen.

# 5.40 Kalium bichromicum

Kalium bichromicum ist ein Schleimhautmittel. Es ist ein typisches Mittel bei Schnupfen mit trockenen Mundschleimhäuten und zähem, fadenziehendem, gelbem und eitrigem Schleim. Bei Katzenschnupfen kann Kalium bichromicum angewendet werden.

# 5.41 Lachesis

Lachesis, das Gift der Schlange, wende ich des Öfteren in der Tierheilpraxis an. Lachesis ist mehr oder weniger das Gegenteil von Belladonna. Während Belladonna bei roten, rechtsseitigen Erkrankungen angewendet wird, wird Lachesis im Gegensatz dazu bei blauen, linksseitigen Erkrankungen angewendet.

Das Gift der Schlange kann bei Viruserkrankungen und als Schmerzmittel verwendet werden. Wenn der Betroffene unruhig schläft, ist das auch ein Zeichen dafür, dass Lachesis das richtige Mittel sein könnte. Außerdem kann es bei Depression, nach einem Sonnenstich, bei Epilepsie, bei Gelbsucht (Ikterus), Nierenentzündungen, Verstopfung und Angst vor der Zukunft angewendet werden.

Lachesis ist ein Mittel, welches auch bei extremen Erkrankungen unterstützend angewendet werden kann. So kann es bei Organversagen, starken Blutungen, Blutvergiftungen und Kollaps verwendet werden. Man sagt dem Mittel außerdem nach, dass es zur Euthanasie (absichtliche Herbeiführung des Todes) verhilft. Natürlich bedeutet das nicht, dass der Betroffene dann stirbt, wenn man Lachesis verabreicht.

Ich habe die Erfahrung gemacht, dass bei manchen Erkrankungen einfach kein Mittel mehr hilft. Weder naturheilkundlich noch schulmedizinisch. Das Leben ist einfach am Ende. Wenn dem so sein sollte, kann Lachesis helfen, den Weg des Tieres über die Regenbogenbrücke zu erleichtern.

Bei einem Frettchen, welches schon todgeweiht war, habe ich auch die Erfahrung machen dürfen, dass Lachesis doch noch zur Genesung verhelfen kann. Insofern kann man sagen, dass Lachesis entweder dem Tier hilft, zu sterben oder wieder gesund zu werden, sollte es sehr krank sein.

## 5.42 Ledum

Ledum ist ein Mittel, welches bei Stichverletzungen, Tierbissen, Zeckenbissen, aber auch bei Gelenkbeschwerden verwendet werden kann. Ledum wird auch als Zeckenprophylaxe angewendet.

Beim Tier muss ich aber klar sagen, dass die Ernährung des Tieres das A und O bei Zeckenprophylaxe ist. Durch die Ausdünstungen, die das Tier von sich gibt, wenn es mit Trocken- und Feuchtfutter ernährt wird, werden Zecken angelockt. Durch eine Umstellung auf rohes Futter lässt sich der Zeckenbefall meistens sehr stark minimieren.

## 5.43 Leptandra

Leptandra ist ein Mittel für die Bauchspeicheldrüse, welches auch bei Übelkeit und Erbrechen angewendet werden kann. Da Bauchspeicheldrüsenprobleme oft von Übelkeit und Erbrechen begleitet werden, macht dieses Mittel vor allem bei Bauchspeicheldrüsenerkrankungen Sinn. Es treten zusätzlich brennende, dumpfe Oberbauchschmerzen auf.

## 5.44 Luffa operculata

„Luffa", ein Mittel das oft in homöopathischen Nasensprays zu finden ist. Wenn der Betroffene morgens und vormittags schlecht durch die Nase atmen kann und der Aufenthalt im Freien als angenehm empfunden wird, ist Luffa indiziert.

## 5.45 Lycopodium

Lycopodium, der Bärlapp, wird oft bei Lebererkrankungen eingesetzt. Der Bärlapp wirkt stoffwechselanregend, bei Verdauungsproblemen, aufgeblähtem Bauch und rascher Erschöpfung. Der Betroffene wirkt älter als er ist, ist hypochondristisch, missgelaunt, unsicher und jähzornig. Lycopodium wird vor allem bei chronischen Beschwerden eingesetzt.

Sind die Hauptbeschwerden nachmittags und abends von 16 bis 20 Uhr, spricht auch diese Eigenschaft für Lycopodium. Die Beschwerden werden generell besser an kühler Luft und leichter Bewegung. Wärme und Ruhe verschlechtert das Symptombild.

# 5.46 Magnesium phosphoricum

Magnesium phosphoricum ist besser bekannt als das Schüssler Salz Nr. 7 oder auch die „heiße Sieben". Genau wie das Schüssler Salz oder der Mineralstoff Magnesium, kann es bei Krämpfen und Verspannungen aller Art eingesetzt werden.

Grundsätzlich braucht der Körper unter anderem Magnesium, damit sich ein angespannter Muskel wieder entspannt. Wie alle Homöopathika, die aus Mineralstoffen hergestellt wurden, kann auch Magnesium phosphoricum helfen, die Magnesium-Aufnahme zu verbessern.

# 5.47 Mercurius

Mercurius, das Quecksilber, könnte aufgrund seiner Giftigkeit natürlich keinesfalls in reiner Form als Medikament verabreicht werden. Homöopathisch potenziert wirkt es aber gut bei roten, geschwürigen und entzündeten Schleimhäuten. Da sich vor allem im Mundbereich gut sichtbare Schleimhäute befinden, kann Mercurius bei Mundgeruch gut eingesetzt werden. Auch bei eitrig-grünlichen Ausscheidungen, Drüsenschwellung, ätzenden und scharfen Absonderungen, Entzündungen der oberen Luftwege und Darmentzündungen mit grünlich, blutigem, schleimigem Durchfall kann Mercurius das richtige Mittel sein.

# 5.48 Myristica

Myristica wird als das „homöopathische Messer" bezeichnet. Es bringt Abszesse zum Aufbrechen. Myristica kann auch bei eitrigen Mittelohrentzündungen und bei innerlichen Eiterprozessen angewendet werden. Immer, wenn sich eine Eiterung nach draußen entleeren soll, ist Myristica angezeigt.

## 5.49 Natrium muriaticum

Natrium muriaticum ist mehr oder weniger das Gegenteil von Ignatia. Während Ignatia bei „lauter Trauer" Abhilfe schaffen kann, ist Natrium muriaticum bei „stiller Trauer" indiziert. Der Betroffene leidet still, ist nachtragend und magert trotz Appetit ab. Der Betroffene ist nervös, leicht erregt und erscheint abwesend. Zusätzlich ist er mager und schwach. Sonne und Hitze wird nur schlecht vertragen.

## 5.50 **Nux vomica**

Nux vomica, die Brechnuss, ist neben Arnika eines der häufigsten verwendeten Mittel. Nux vomica hilft immer dann, wenn etwas „falsch im Magen liegt". Beim Menschen könnten zum Beispiel Alkohol oder zu große Essensmengen „falsch" im Magen liegen.

Genau wie bestimmte Medikamente „falsch" im Magen liegen können, können das auch Narkosemittel. Nux vomica ist deshalb auch nach Operationen indiziert.

Nux vomica kann bei Durchfall, Verstopfung, Kolik angewendet werden. Es wird als Nervenmittel, bei Schwindel und unsicherem Gang verwendet. Der Betroffene ist hitzig, tückisch, boshaft, ärgerlich, ängstlich und unruhig. Stress setzt ihm sehr zu, er ist überreizt und dadurch völlig erschöpft. Der Betroffene kann sich kaum mehr konzentrieren, duldet keinen Widerspruch, ist leicht gereizt und verstimmt. Laute Geräusche werden nicht ertragen. Die Augenlider zucken, die Augen brennen, der Betroffene muss ständig blinzeln. Nächtliches Erwachen um 3.00 oder 5.00 Uhr spricht ebenfalls für Nux vomica. Druck durch Kleidung, Geschirr oder dergleichen wird überhaupt nicht vertragen.

## 5.51 Okoubaka

Okoubaka wird in der Homöopathie als Entgiftungsmittel verwendet. Inwieweit eine homöopathische Entgiftung möglich ist, ist meiner Meinung nach fraglich. Unterstützend kann Okoubaka natürlich immer eingesetzt werden. Bei Erkältungen, starkem Durchfall mit heftigen Blähungen ist Okoubaka indiziert. Eine Umstellung, welcher Art auch immer, fällt den Betroffenen schwer.

## 5.52 Opium

Opiate fallen unter das Betäubungsmittelgesetzt. Aus diesem Grund ist Opium erst ab der D4 frei käuflich. In niedrigeren Potenzen ist noch zu viel Ausgangssubstanz enthalten. Opium wird bei Lähmungen aller Art verwendet. So kann Opium bei Darmlähmung und Verstopfung genau so gut wie bei Bewusstlosigkeit und Benommenheit angewendet werden. Oft resultieren die Symptome aus einem Schockerlebnis, der Betroffene hat große Angst.

## 5.53 Passiflora

Passiflora wird angewendet bei Sorgen und seelischen Belastungen, die Schlafstörungen nach sich ziehen. Der Betroffene ist erschöpft und hat extrem starke Kopfschmerzen.

## 5.54 Phosphorus

Phosphorus ist ein typisches Konstitutionsmittel. Die Betroffenen sind relativ hochgewachsen, hellhäutig, schlank und sensibel. Tiere haben oft ein helles Fell. Sie wollen immer im Mittelpunkt stehen, sind wetterfühlig und intelligent, aber auch reizbar und ruhelos. Das Harmoniebedürfnis ist sehr groß.

Kommen zusätzlich Symptome wie Blutungen aller Art, dünner, übelriechender Eiter, Haarausfall, Koordinationsstörungen, Zittern und Kraftlosigkeit hinzu, kann Phosphorus helfen. Phosphorus kann aber auch bei grauem Star, Herzmuskelschäden, Vergiftungen, Verstopfung, Diabetes mellitus oder chronischem Durchfall eingesetzt werden. Auch bei Nierenentzündungen kann Phosphorus das Mittel der Wahl sein, vor allem wenn die psychischen Symptome auch passen. Die Symptome verschlimmern sich nachts zwischen 4.00 und 5.00 Uhr in der Regel.

## 5.55 Phytolacca

Phytolacca ist ein Milchmittel und dient vor allem zur Milchregulation. Das heißt, bei Stillenden, die zu wenig Milch haben, kann Phytolacca die Milchbildung anregen. Bei Stillenden, die zu viel Milch haben, minimiert Phytolacca die Milchbildung, sollte das gewünscht sein. Auch bei Mastitis, der Brustdrüsenentzündung, wird Phytolacca mit gutem Erfolg eingesetzt.

## 5.56 Podophyllum

Podophyllum wird bei Hydrantenstuhl eingesetzt. Als Hydrantenstuhl wird heftiger, wässriger Durchfall bezeichnet. Der Kot enthält unverdaute Bestandteile. Auch kolikartige Schmerzen können den Durchfall begleiten.

## 5.57 Pulsatilla

Pulsatilla ist ein typisches Frauenmittel. Es wirkt vor der Geburt regulierend, kann zur Verbesserung der Furchtbarkeit und als Wehenmittel angewendet werden. Die Betroffene ist bindegewebsschwach, empfindlich, gutmütig, wetterfühlig und kann schlecht allein sein. Die Symptome verschlechtern sich bei Wärme. Das Mittel kann auch bei Appetitmangel eingesetzt werden.

Bei Wechseljahresbeschwerden, wenn die Betroffene auch bei Kleinigkeiten weinen muss und abwechselnd friert und schwitzt, kann Pulsatilla Abhilfe schaffen. Die Betroffene hat große Angst vor der Partnerschaft, fühlt sich nackt, schutzlos und einsam. Alles im Leben dreht sich um den Partner oder die Kinder.

## 5.58 Pyrogenium

Bei Pyrogenium handelt es sich um ein Mittel, welches aus verfaultem Fleisch hergestellt wurde. Es kann also auch bei allen Krankheiten, bei denen es sich um verfaultes Fleisch und Zersetzungsprozesse handelt, angewendet werden. Bei Sepsis (Blutvergiftung), heftigen Symptomen und Durchfall kann Pyrogenium zum Einsatz kommen.

## 5.59 **Rhus toxicodendron**

Rhus toxicodendron wird als "Arnika der Knochen" bezeichnet. Es wird bei Schmerzen aller Art eingesetzt. So kann es bei Rückenschmerzen, blockiertem Iliosakralgelenk, aber auch bei Nervenschmerzen und Knacken und Krachen der Gelenke eingesetzt werden. Die Symptome bessern sich bei Bewegung. Rhus toxicodendron kann aber nicht nur bei Knochensymptomen eingesetzt werden, sondern auch bei nässenden, juckenden und brennenden Ekzemen, Heuschnupfen und Augenallergien, wenn die Lider rot, geschwollen und die Bindehaut und Hornhaut des Auges entzündet sind.

Auch bei Übelkeit und Magenschmerz und daraus folgender Appetitlosigkeit, sowie bei nervös bedingtem Schwindel kann Rhus toxicodendron das Mittel der Wahl sein. Generell folgt es gut auf das Mittel Bryonia. Wenn zuerst Bryonia indiziert war und die anschließenden Symptome nicht mehr in das Arzneimittelbild von Bryonia passen, könnte Rhus toxicodendron das richtige Mittel sein.

# 5.60 Ruta

Ruta wird vor allem bei Problemen in den Finger- und Zehengelenken angewendet. Es kann also beispielsweise bei Gicht oder Arthrose in den Finger- oder Zehengelenken Abhilfe schaffen. Es kann außerdem bei Überanstrengung, Krampfadern, Harndrang auch bei leerer Blase, Augenschmerzen und bei müden, heißen und brennenden Augen vom Lesen angewendet werden.

# 5.61 Sabadilla

Sabadilla wird bei Schimmel- und Hausstauballergie angewendet. Die Niesanfälle sind heftig, die Nase ist verstopft, sie juckt und brennt. Bei Kälte verschlechtern sich die Symptome, wohingegen sich die Symptome bei Wärme bessern.

# 5.62 Sabal

Sabal ist der „homöopathische Katheter". Das Mittel kann bei verstopfter Harnröhre und Harnröhrengries angewendet werden.

# 5.63 Sepia

Sepia ist wie Pulsatilla auch ein großes Konstitutionsmittel. Sepia-Typen sind mehr oder weniger das Gegenteil von Pulsatilla-Typen. Der Pulsatilla-Typ ist eher weiblich, rund und schön. Dagegen ist der Sepia-Typ eher alt, grimmig, eckig, unharmonisch, verbittert und streng. Bei Erkrankungen wie schlaffer Haut, Stimmungsschwankungen und bei Fruchtbarkeitsstörungen kann Sepia angewendet werden. Die Betroffenen fühlen sich seelisch missbraucht, müde und ausgelaugt. Sie wollen alles perfekt machen.

# 5.64 **Silicea**

Silicea, die Kieselerde, wird bei Hauterscheinungen verwendet. Immer bei Problemen mit der Haut und den Schleimhäuten, kann Silicea das richtige Mittel sein. Zusätzlich kann Silicea bei chronischen Eiterungsprozessen, Schleimbeutel- und Sehnenscheidenentzündung verwendet werden. Auch bei Bindegewebsschwäche, chronischem Wundsein der Haut und bei schlechtem Ernährungszustand kann Silicea Abhilfe schaffen.

Der Betroffene ist charakterlich eher leicht beeinflussbar, ängstlich, zögernd, eigensinnig, schüchtern, aber dennoch freundlich. Die Körperhaltung ist schwach.

Wenn Hepar Sulfuris, ein oft eingesetztes Eitermittel, nicht mehr wirkt, kann Silicea zum Erfolg führen.

# 5.65 Spongia

Spongia ist ein bewährtes Lungenmittel. Bei bellendem, trockenem und pfeifendem Husten, Atemnot und Erstickungsgefühl kann Spongia Abhilfe schaffen.

## 5.66 Staphisagria

Staphisagria ist vor allem bei Schnitt- und Stichverletzungen angezeigt. Nach Operationen ist somit Arnika nicht immer das richtige Mittel, ich persönlich würde eher Staphisagria nach Operationen einsetzen. Vor allem wenn der Betroffene schnell gekränkt ist und sich dann schnell aus der entsprechenden Situation zurückziehen möchte.

## 5.67 Strophanthus

Strophanthus wird als „die Peitsche des Herzens" bezeichnet. Es ist ein reines Herzmittel und wird eingesetzt, wenn das Herz zu träge ist. Strophanthin war ein beliebtes verschreibungspflichtiges Herzmedikament. Beim Menschen wurde es bei Angina Pectoris – Anfällen intravenös verabreicht.

## 5.68 Sulfur

Sulfur ist ein Reaktionsmittel. Das bedeutet, bei der Verabreichung von Sulfur sollte man stets sehr vorsichtig zu Werke gehen, weil Sulfur den Körper reagieren lässt. Das heißt, eine im Körper schlummernde Krankheit könnte ausbrechen. Bei Menschen (oder Tieren) mit chronischen Erkrankungen könnte sich durch die Verabreichung von Sulfur eine Verschlechterung der Erkrankung einstellen. Kann, muss aber nicht. Allerdings verhilft Sulfur nach der durch die Sulfur-Gabe hervorgerufenen Reaktion zur Besserung.

Es eignet sich als Mittel für Hauterkrankungen, Infektionen, bei langsamer Erholung, als Mittel zur Behandlung von Impfschäden, bei Lymphdrüsenschwellung und -stauung, aber auch bei Rückenschwäche, verstopfter Nase, Lungenentzündung. Nach Antibiotikabehandlungen und

Verdauungsproblemen wie Verstopfung, Blähungen und Durchfall kann Sulfur das Mittel der Wahl sein.

Der Betroffene ist ärgerlich, aufbrausend, unentschlossen, abgemagert, hager, hat gerötete Körperöffnungen und einen starken Eigengeruch.

## 5.69 Symphytum

Symphytum, der Beinwell, wird vor allem bei Knochenbrüchen angewendet. In der Phytotherapie wird die Pflanze beim Menschen mit Durchblutungsstörungen der Beine, Gicht und Krampfandern angewendet.

Ich persönlich setze Symphytum dann ein, wenn ein Knochen zusammenwachsen soll. Ich empfehle niedrige Potenzen und arbeite daher mit der Potenz D 2, welche ich häufig gebe, bis zu zehn Mal am Tag.

## 5.70 Tartarus stibiatus

Tartarus ist ein oft eingesetztes und bewährtes Mittel bei Husten. Bei Husten mit Rasselgeräuschen, Verschlucken, Asthma und Schläfrigkeit kann Tartarus eingesetzt werden.

## 5.71 Thuja

Thuja ist wie Sulfur ein Reaktionsmittel. Es sollte entweder Thuja oder Sulfur verabreicht werden, da sie sich gegenseitig in ihrer Wirkung aufheben. Thuja wird bei weichen Warzen, zur Impfausleitung und bei Hautirritationen verwendet.

Ob die Gabe des Mittels ausreicht, um eine Impfung vollständig auszuleiten, ist von der jeweiligen Person abhängig.

## 5.72 Urtica urens

Urtica urens wird aus der Brennnessel hergestellt. Die homöopathisch potenzierte Brennnessel wird zum Beispiel bei Nesselsucht angewendet. Diese Anwendung ist darin begründet, weil die Brennnessel bei Hautkontakt eben genau diese Nesselsucht mit juckenden Quaddeln verursacht. In der Phytotherapie wird die Brennnessel zur Entwässerung, zur Anregung der Durchblutung und als Frühjahrskur verwendet.

Natürlich kann die Brennnessel in homöopathischer Form auch dann Abhilfe schaffen, wenn der Betroffene von einer Brennnessel verletzt wurde.

## 5.73 Veratrum album

Veratrum album ist ein Kreislaufmittel. Es wird bei Schwäche, kalten Extremitäten, kaltem Schweiß und schwächendem Durchfall angewendet. Die Symptome bessern sich im Liegen. Der Betroffene ist sehr beschäftigt, dabei aber gereizt, unruhig und ängstlich.

# 6 Organextrakte

Je nach Funktionsstörung können nicht nur homöopathische Einzelmittel oder Komplexmittel (ein Mittel aus mehreren Einzelmitteln) verwendet werden, sondern auch Organextrakte. Hier ist die Ausgangssubstanz das entsprechende Organ. So wird beispielsweise die Leber homöopathisch potenziert und anschließend zu Injektionslösungen, Globuli, Tabletten, Tropfen oder andere Mittel verarbeitet.

Grundsätzlich können Organextrakte immer zusätzlich verwendet werden. Auf dem Markt gibt es verschiedene Hersteller unterschiedlicher Qualität.

Ich hoffe, das Lesen dieses Buches hat dir Spaß gemacht
und du fühlst dich jetzt in der Lage, Homöopathie an deinem
Baby, Kind, Mitmensch, Tier oder dir selbst anzuwenden.

**Viel Spaß
bei der
Umsetzung!**

# Quellen

## Abbildungsverzeichnis

Cover: privat

alle Abbildungen: privat

## Literatur

[AlHe] Allen, Henry C.: Leitsymptome und Nosoden. Narayana Verlag, Kandern, 4. Auflage, 2016

[BiEl] Bierbach, Elvira: Naturheilpraxis heute. Lehrbuch und Atlas. Elsevier GmbH, München, 5. Auflage, 2013

[DaCh] Day, Christopher: Gesunde Rinderbestände durch Homöopathie. Aufzucht, Haltung und Behandlung, Sonntag Verlag Stuttgart, 3. Auflage 2008

[DeF] Dellmour, F.: „Die Entwicklung der Potenzierung bei Samuel Hahnemann". Homöopathie in Österreich 3.4 (1992): 132-145.

[DHU] Deutsche Homöopathie-Union Karlsruhe: Homöopathisches Repertorium. Ausgabe Januar 2017

[DiHk] Deutscher Industrie- und Handelskammertag: Freiverkäufliche Arzneimittel. Sachkunde für den Handel mit freiverkäuflichen Arzneimitteln. DIHK Verlag, Berlin, 2013

[GnBi] Gnadl, Birgit: Klassische Homöopathie für Rinder. Baumgartner Verlag, Übersee, 2. Auflage, 2005

[ReEr] Reinhart, Erich, Grief-Karstens Christiane: Therapeutischer Index der biologischen Tiermedizin. Aesopus Verlag, Inkenheim-Hochstetten

[HaVi] Haiduk, Vistara H.: Gesund durch Schüßler-Salze. Die 12 Lebenssalze für Körper, Geist und Seele. Droemer Knaur GmbH & Co. KG, München, 2004

[HeMo] Heier, Monika: ABC der Kamille. Heilanwendungen. Verlag Peter Erd, München, 1. Auflage 1999

[HiKe] Hiemer Kerstin: Gänseblümchen. Schatzkiste der Natur für die Haut, Amazon Fulfillment, Wroclaw, 2019

[HuFr]Hunter, Francis. Homöopathie für Tiere. Narayana Verlag, Kandern, 1. Auflage, 2015

[KlHa] Kluge, Heidelore: Gesund und fit durch Ringelblume. VPM Verlagsunion Pabel Moewig KG, Wuppertal, 1999

[NePe] Neumayer, Petra: Die Heilkraft der Aloe vera. Droemersche Verlagsanstalt, München, 1998

[OrPr] Ortega, Procesco Sanchez: Die Miasmenlehre Hahnemanns. Diagnose, Therapie und Prognose der Chronischen Krankheiten. Karl F. Haug Verlag, Hüthig GmbH, Heidelberg, 5. Auflage, 1998

[PiRi] Pitcaim Richard H., Jensen Wendy. Das große Repertorium der Tierheilkunde. Narayana Verlag, Kandern, 1. deutsche Auflage, 2014

[ScCh] Schröder, Christiane M.: Gesund und fit mit Johanniskraut. ein wunderbares Allheilmittel, das am Wegrand blüht, Seehamer Verlag, Weyarn, 1999

[SoRo] Sonnenschmidt, Rosina: Homöopathisches Krebsrepertorium. Im Kopf-zu-Fuß-Schema. Verlag Homöopathie + Symbol, Berlin, 2005

[StMa] Steingasser, Hans Martin: Homöopathische Materia Medica für Veterinärmediziner. Verlag Wilhelm Maudrich, Wie, 3. Auflage, 2004

[ThPa] Thielemann-Kapell, Patricia. Yoga in der Schwangerschaft. Gräfe und Unzer Verlag, München, 5. Auflage, 2015

[ViGe] Vithoulkas, Georgos: Medizin der Zukunft. Homöopathie. Georg Wenderoth Verlag, Kassel, 23. Auflage, 2007

[WaLa] Wala Arzneimittelverzeichnis 2018/2019

[ZiJuHu] Ziegler, Jutta: Hunde würden länger leben, wenn... mvg-verlag, München, 2. Auflage, 2011

[ZiJuTa] Ziegler, Jutta: Tierärzte können die Gesundheit Ihres Tieres gefährden. mvg-verlag, München, 2013

## Skripte verschiedener Dozenten

[ZiJu2016] Ziegler, Jutta – Ernährungsseminar für zertfizierte
Ernährungsberater / -innen nach Dr. Ziegler, Regensburg, 2016
[Kräu] Landvolkshoschule Niederalteich – Zertifikatslehrgang
Kräuterpädagogik IX, Niederalteich, 2021
[OrTi] Hinterseher, Christoph – Otrhomolekulare Medizin beim Tier,
edudip, 2020

## Links

[ArtHo] https://www.xn--homopedia-
27a.eu/index.php/Artikel:Sch%C 3%BCtteln (Winter 2021/22)
[BuVe] https://www.bundesverfassungsgericht.de/SharedDocs/
Pressemitteilungen/DE/2022/bvg22-092.html?fbclid=IwAR3yvJRR3
_P-fh2_I8LK1mOxzFQSr1u3YByfjiGgClR9L_wDCCPkofCvA9k (Winter
2022/23)
[DrRe] https://www.youtube.com/watch?v=hYziBvx6uQU (Winter
2021/22)
[Schw] https://www.schwabe.at/einzelmittel/ (Winter 2021/22)
[TAMG] https://www.bmel.de/SharedDocs/Pressemitteilungen/DE
/2022/11-neues-tierarzneimittelrecht-2022.html (Frühjahr 2022)